ESSAI MÉDICAL

SUR LES HUÎTRES.

ESSAI MÉDICAL

SUR

LES HUÎTRES,

PAR J.-P.-ADOLPHE PASQUIER,

DOCTEUR EN MÉDECINE DE LA FACULTÉ DE PARIS,
CHIRURGIEN A L'HÔTEL ROYAL DES INVALIDES.

Ebria baïano veni modò concha Lucrino :
Nobile nunc sitio luxuriosa garum.
MARTIAL, *Ep.*, lib. 13.

A PARIS,

DE L'IMPRIMERIE DE DIDOT LE JEUNE,

IMPRIMEUR DE LA FACULTÉ DE MÉDECINE, RUE DES MAÇONS-SORBONNE.

M. DCCC. XVIII.

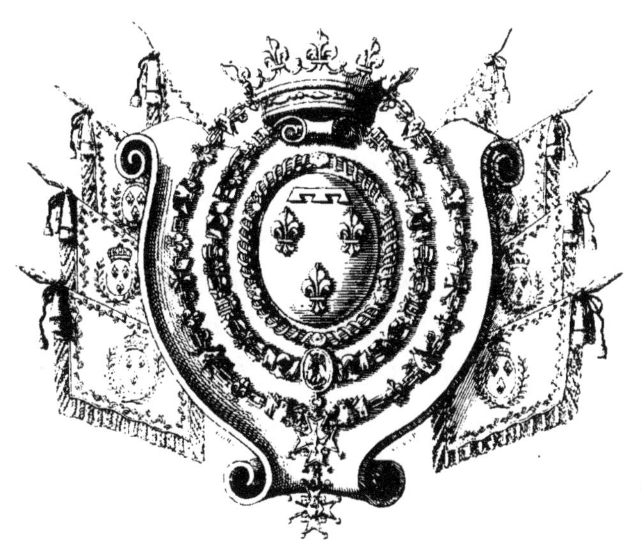

A SON ALTESSE SÉRÉNISSIME

MONSEIGNEUR

LE DUC D'ORLÉANS.

MONSEIGNEUR,

En daignant agréer la dédicace de cet opuscule, trop peu digne sans doute d'une faveur si précieuse, Votre Altesse Sérénissime a voulu encourager mes efforts, et essayer sur moi ce que peut le nom le plus auguste, allié aux plus éminentes qualités, pour exciter l'émulation et créer les talens. Je n'ose répondre à Votre Altesse Sérénissime du succès d'une tentative aussi propre à enflammer mon zèle; mais la reconnaissance a opéré plus d'un prodige; et ce sentiment, qui déjà remplit mon cœur, ne sera pas stérile pour mon esprit. Heureux si je puis parvenir à justifier un jour la bienveillance tutélaire de Votre Altesse Sérénissime!

Je suis avec le plus profond respect,

MONSEIGNEUR,

De Votre Altesse Sérénissime

Le très-humble, très-obéissant
et très-dévoué serviteur,

PASQUIER FILS.

INTRODUCTION.

TROP jeune encore pour écrire, d'après ma propre expérience, sur l'une des nombreuses maladies qui affligent l'humanité, j'ai pensé que je pourrais payer plus utilement mon tribut aux sciences médicales en tâchant de compléter, autant que mes faibles moyens le permettront, l'*histoire générale de l'huître*.

Ce mollusque, attaché au rocher qui l'a vu naître, emprisonné entre deux valves très-dures, privé en apparence des sens si délicieux de la vue, de l'ouïe et de l'odorat, semble ne jouir que d'une vie végétative, et n'offrir au premier coup-d'œil qu'un très-faible intérêt. Cependant, en le considérant de plus près et sans prévention, on reconnaît qu'il se présente aux yeux de l'observateur attentif sous le triple point de vue de l'histoire naturelle, de l'hygiène et de la matière médicale.

Nous emprunterons à tous les ouvrages d'histoire naturelle ce que nous dirons des formes, du genre de vie et de reproduction de cet intéressant et utile mollusque. Nous donnerons l'analyse chimique de son enveloppe, de sa chair, et de l'eau dans laquelle il baigne. Ce travail, que nous devons en partie aux soins de M. *Barruel*, qui l'a entrepris à notre sollicitation, et nous a guidé dans nos recherches, nous paraît offrir d'autant plus d'intérêt, qu'il remplit une lacune de la science sur ce point important de l'histoire de l'huître.

Nous dirons comment on l'arrache à sa première demeure pour la porter dans des parcs où sa chair doit acquérir de nouvelles qualités, et ce goût exquis qui lui a valu auprès des gourmands de tous les siècles une réputation qui ne s'est pas démentie. L'éloge que nous en ferons comme aliment ne sera, pour ainsi dire, que l'écho de toutes les conversations des gourmets : car il n'est pas un joyeux déjeuner, ni un dîner un peu splendide dont les huîtres ne fassent les honneurs. C'est par elles que préludent doucement ces convives un peu blasés, qui, ne connaissant plus les charmes d'un heureux appétit, en retrouvent au moins l'apparence, grâce à ce bienfaisant coquillage.

Pétrone a surtout vanté l'heureuse propriété qu'a l'huître du lac Lucrin, d'exciter l'appétit.

A cette précieuse qualité elle joint encore l'avantage non moins grand d'emplir l'estomac sans le charger, d'être promptement digérée, et de préparer pour ainsi dire la voie à des mets plus distingués. C'est ce qui faisait dire à Pline : *Palma mensarum diù jam tribuitur ostreis.* (Lib. 32, cap. VI.)

Entrant ensuite dans le domaine de la thérapeutique, nous trouverons l'huître d'une application utile, comme médicament, dans un assez grand nombre d'affections morbides. Nous verrons que, subissant la loi commune à tous les êtres vivans, elle n'est point elle-même exempte de maladie, et qu'elle trouve aussi des détracteurs et des ennemis : il est si difficile de plaire à tout le monde ! L'un éprouve à sa vue une répugnance invincible ; l'autre, comparant sa figure avec ce qu'il y a de plus dégoûtant, ne pourrait, sans nausées, l'approcher de ses lèvres : tel la trouve trop fade, et tel autre trop salée ; enfin, il n'est pas de réunion un peu nombreuse où l'on n'entende quelque convive troubler par une injuste dépréciation le concert de louanges qu'on lui prodigue, et qui ne ronge son pain d'impatience de voir ce hideux animal jouir d'un honneur usurpé, et retarder l'arrivée du potage. Mais, peu touchés de ces inutiles clameurs, les nombreux partisans des huîtres engloutissent jusqu'à la dernière, et les vengent par de joyeuses libations.

ESSAI MÉDICAL

SUR

LES HUÎTRES.

HISTOIRE NATURELLE DE L'HUITRE.

L'HUITRE, *ostrea*, L., cinquième classe du règne animal (*mollusques*), quatrième ordre de cette classe (*acéphales*), genre de coquilles de la classe des bivalves, ayant l'une des valves plate, et l'autre plus ou moins convexe, irrégulière, adhérente, feuilletée, à charnière sans dents, avec une fossette oblongue, sillonnée en travers, donnant attache au ligament de l'animal, et ne présentant qu'une seule impression musculaire dans chaque valve.

En examinant l'huître, on remarque un manteau divisé en deux lobes qui tapissent la plus grande partie des valves, et dont les bords sont ciliés; ensuite quatre feuillets membraneux traversés de stries, qui sont autant de tuyaux capillaires ouverts à leur extrémité postérieure. Ces feuillets ou branchies, étendus inégalement sur les côtés de son corps, font les fonctions de poumons, et séparent de l'eau l'air nécessaire à l'entretien de la vie de l'animal.

La bouche est une sorte de trompe, ou une fente assez large, bordée de quatre lèvres, assez semblables aux ouïes, mais six ou huit fois plus courtes.

Derrière les branchies, on trouve une grosse partie charnue, blanchâtre et cylindrique, qui tourne sur un muscle abducteur central, et renferme l'estomac et les intestins. Cette partie est semblable au pied des autres testacées, mais elle n'est pas susceptible de dilatation ni de contraction : le canal intestinal se trouve placé sur le dos du muscle.

Les huîtres ont des vaisseaux circulatoires à la base desquels on voit des cavités musculaires creuses, qui font l'office de cœurs, et qui chassent l'humeur qu'elles contiennent sur des membranes où elles se mettent en contact avec l'eau ou avec l'air.

Le naturaliste *Poli* a donné le nom de *péloris* à l'animal de l'huître, et a constaté, par ses observations, qu'il est vivipare et complètement hermaphrodite. D'après cela nous regardons comme une contradiction et une erreur la tache noire indiquée par quelques naturalistes pour distinguer que l'huître malade est mâle, et la tache blanche, lorsqu'elle est femelle.

Les huîtres jettent, au commencement du printemps, un frai de couleur verte, qui ressemble à une goutte de suif, dans laquelle on voit avec la loupe une infinité de petites huîtres déjà toutes formées et munies de leurs valves, qui s'attachent aux rochers, aux pierres, et aux autres corps solides dispersés dans la mer. Dès le quatrième mois après leur naissance elles peuvent se reproduire. A cette époque, ce mollusque devient faible, maigre et languissant : ce n'est guère que vers le mois de septembre qu'il redevient gras et de bonne qualité.

Quelquefois l'inondation occasionnée par les pluies abondantes et les grandes marées entraîne le frai au loin; et alors il arrive que des arbres entiers sont couverts d'huîtres : c'est peut-être cette espèce de prodige qui fait dire à Horace :

Piscium et summâ genus hæsit ulmo,
Nota quæ sedes fuerat columbis.

(Ode 2, lib. 1.)

Quelques auteurs anciens ont cru que la lune exerçait une influence plus ou moins grande pendant son cours sur la plénitude de la chair des huîtres et autres coquillages.

Sic submersa fretis concharum, et carcere clausa,
Ad lunæ motum variant animalia corpus.

MANILIUS, *Astr.* lib. 2.

Et Horace note la même chose dans la satire 4 du livre 2 :

Lubrica nascentes implent conchylia lunæ.

Mais c'est une erreur dont le temps et les lumières ont fait justice, et qui ne pourrait trouver de partisans que dans la classe peu éclairée.

Ce sont les circonstances locales qui déterminent le mode de leur position ; elles s'attachent aux rochers, aux racines des arbres, quelquefois à elles-mêmes ; et dans ce cas elles forment des bancs nommés *huîtrières*, qui s'épaississent journellement, et ont, dans certains parages, plusieurs lieues de longueur sur plus ou moins de largeur. Ce phénomène, dit M. *Bosc*, est surtout remarquable sur les côtes de l'Amérique septentrionale, où les coquilles sont amoncelées en si grande quantité, qu'on ne peut s'empêcher de penser qu'elles formeront un jour des bancs de pierres calcaires semblables à ceux que l'on trouve dans l'intérieur du continent, et qui attestent que la mer y a autrefois séjourné.

Elles se fixent par leur valve convexe de manière à ne pouvoir plus changer de place sans le secours d'un corps étranger.

L'abbé *Diquemare*, qui a observé les mœurs des huîtres, assure que, lorsqu'elles sont libres, elles ont la faculté de se transporter d'un lieu à un autre en faisant pénétrer et sortir subitement l'eau de la mer entre leurs valves, qu'elles peuvent en effet ouvrir et rapprocher avec une force et une vitesse extrêmes, et en produisant un son remarquable. C'est par ce moyen qu'elles se défendent des petits animaux, et notamment des crabes qui cherchent à s'introduire dans leurs valves entr'ouvertes.

On accorde aux huîtres un certain degré de prévoyance; un fait assez curieux observé sur celles du rivage pourrait en fournir la preuve. Ces huîtres, exposées à l'alternative journalière des hautes et basses marées, semblent avoir appris qu'elles seront à sec pendant un certain temps, et conservent de l'eau dans leur coquille. Cette particularité les rend plus transportables à de grandes distances que les huîtres pêchées loin des rivages, qui, manquant de cette expérience, rejettent toute l'eau qu'elles contenaient, et restent exposées à l'ardeur du soleil, au froid, ou aux attaques de leurs ennemis.

On trouve généralement les huîtres dans les mers qui baignent l'ancien et le nouveau continent ; surtout aux Antilles ; à la côte de Coromandel et en Chine ; en Afrique et en Europe, surtout en France et en Angleterre.

M. *Adanson* rapporte, dans son Histoire des coquillages du Sénégal, que l'on trouve des huîtres sur les racines des mangliers du Niger, ainsi que dans le fleuve de Gambie et dans les rivières de Bissao. On sert sur les tables du pays ces racines toutes garnies.

On rencontre encore à Saint-Domingue, et sur toute la côte du Port-au-Prince, des mangliers dont les troncs baignés dans l'eau sont couverts d'huîtres feuilletées, ordinairement cramoisies, jaunes, rouges, etc. Quand on veut s'en procurer, on fait plonger un nègre, qui va couper les branches qui en sont chargées.

C'est surtout sur les côtes de France, et particulièrement dans les baies, qu'on trouve les huîtres en quantité. Mais elles ne sont nulle part plus abondantes qu'auprès de Cancale, entre ce bourg, le mont St.-Michel et Granville. C'est là que les pêcheurs des côtes de l'Ocean et de la Manche vont s'approvisionner. Elles y sont réunies par bancs de plusieurs lieues d'étendue. On en prend aussi beaucoup à l'embouchure de la Loire; mais elles sont bien inférieures aux autres, parce qu'elles sont pêchées sur un fond vaseux.

Les espèces d'huîtres sont très-nombreuses. Nous ne décrirons pas toutes celles dont M. *Lamarck* a donné la figure dans le XIV.e volume des Annales du Muséum, parce que l'irrégularité de leur forme ne permet pas de les bien distinguer, et que d'ailleurs nous craindrions de trop nous écarter du but que nous nous sommes proposé. Passons aux espèces les mieux connues.

L'huître commune, *ostrea edulis*. L. Il y en a deux variétés. La première est presque ronde, ondulée, et imbriquée par des lames; une des deux valves est aplatie et entière. On la trouve en Europe, en Afrique et en Asie. Ces huîtres se pêchent au large, à trois ou quatre lieues de la côte; elles sont ordinairement réunies par bancs de plusieurs lieues d'étendue.

La seconde variété, ou l'huître de rocher, est d'une forme inégale, et ses valves sont recouvertes d'une couche épaisse de substance calcaire. On la trouve attachée aux rochers dans l'espace que forment leurs masses écartées. Ces huîtres sont beaucoup plus grasses et plus savoureuses que les autres, et doivent cet avantage à l'espèce de parc naturel dans lequel elles se trouvent. On ne peut les pêcher que pendant les plus basses marées. C'est à cette espèce que se rapportent les descriptions et les principaux détails donnés ci-dessus.

L'huître gasar est mince; sa valve inférieure est convexe, et plus épaisse que la supérieure, qui est plate. Elle se trouve attachée aux racines des arbres, à l'embouchure des rivières de l'Afrique et de l'Inde. Elle est très-estimée et très-délicate.

L'huître feuille est ovale, et a les côtés obtusément plissés en zigzag. Elle se trouve dans la mer des Indes, attachée par les dentelures du dos de sa valve convexe aux gorgones et aux autres polypes.

L'huître cochléate est demi-ovale, très-excavée, écailleuse, presqu'en spirale à son sommet, avec un opercule très-mince. Elle se trouve dans la Méditerranée, attachée aux madrépores et autres corps étrangers.

L'huître plicatule a la coquille plissée longitudinalement; les plis sont rugueux; la valve libre est plus petite et plus aplatie. Elle se trouve sur les côtes de l'Amérique. Elle est toujours fixée sur d'autres coquilles de la même espèce, et parvient rarement à une grandeur remarquable, attendu que les jeunes, qui s'attachent annuellement sur les vieilles, gênent d'abord les mouvemens d'ouverture de ces dernières, et finissent toujours par les empêcher complètement de s'ouvrir. Elles sont toutes bonnes à manger; mais on donne la préférence aux individus pêchés dans les rivières où remonte la marée.

L'huître diluvienne est courbée en arc, plissée extérieurement; ses bords ont des dents entrantes, droites et aiguës. Elle se trouve souvent en France et ailleurs à l'état siliceux dans les schistes et les marbres. On a trouvé dans la même nature de terrain des huîtres fossiles d'une grandeur gigantesque pour cette espèce d'individus, puisqu'elles présentaient plusieurs pieds de diamètre.

De la pêche des Huîtres.

La pêche des huîtres commence, en France, vers la moitié du mois de septembre, et se continue jusqu'à la fin d'avril de l'année suivante; l'époque en est fixée par le conseil de Saint-Malo, et elle est très-sévèrement défendue pendant les mois de mai, juin, juillet et août. parce qu'à cette époque l'huître jette son frai, devient maigre et de fort mauvaise qualité. Celles qu'on mange alors sont tirées des parcs, où elles ont perdu la faculté de se reproduire.

On se sert, pour la pêche, du *râteau* et de la *drague*. La drague, qui est l'instrument le plus généralement employé, est une espèce de double râteau ou pelle en fer, recourbé, à très-long manche, auquel on attache un filet fait de lanières de cuir et de fils de fer à mailles étroites. On le traîne sur l'huîtrière, dans différens sens, afin de détacher les huîtres. On reconnaît à son poids qu'il en contient assez pour le retirer. Quand il est hors de l'eau, on en sépare les autres coquillages qui s'y trouvent mêlés, et qui la plupart sont des *peignes* et quelques *cardions*. Le Gouvernement enjoint également aux pêcheurs de rejeter à la mer les huîtres qui n'ont pas encore acquis leur développement, afin d'en prévenir la trop prompte destruction; d'ailleurs ce n'est qu'au bout de dix-huit mois qu'elles sont bonnes à manger. Les pêcheurs connaissent l'âge des huîtres à la distance des anneaux de la valve convexe. On en prend avec cette pelle jusqu'à onze cents à la fois; et, ce qui est remarquable, c'est que plus on en pêche, plus elles paraissent se multiplier.

Il y a des endroits où la pêche des huîtres communes est dangereuse, parce qu'on ne les trouve qu'assez profondément sous l'eau, attachées aux rochers. Sur les côtes de l'île Minorque, les Espagnols seuls osent braver les dangers de cette pêche singulière. Ils se mettent deux dans un petit bateau. L'un des deux se déshabille, attache un marteau à sa main droite, fait le signe de la croix, se recommande à son patron, et plonge à dix ou douze brasses de profondeur pour trouver les huîtres; il en détache du rocher autant qu'il en peut porter sous son bras gauche, et, frappant du pied le fond de la mer, il remonte et sort de l'eau aidé par son camarade, qui, après l'avoir ranimé avec un verre d'eau-de-vie, s'apprête lui-même à aller à son tour chercher la provision : trop heureux quand, pendant ce pénible travail, ils ne rencontrent pas quelque requin qui leur emporte un bras ou une jambe!

On a imposé une très-forte amende pour arrêter la cupidité des pêcheurs, et empêcher la destruction des bancs d'huîtres. Lorsqu'on les enlève en trop grande quantité, la vase vient recouvrir le rocher, et permet aux moules et aux petoncles d'y frayer et d'occuper la place des huîtres. On ordonne également la destruction des étoiles de mer qui se trouvent sur les bancs d'huîtres, et qui y font les plus grands dégâts lorsqu'elles y sont abondantes, en introduisant leurs tentacules dans la coquille de ce mollusque et en le dévorant. On dit que, pour éviter d'être emprisonné par l'huître, le crabe, qui veut aussi en faire sa pâture, pousse un grain de sable entre les valves au moment où l'animal les entr'ouvre.

On devrait s'occuper d'en garnir certaines plages qui en sont totalement dépourvues. Plusieurs faits prouvent qu'on peut transporter et naturaliser ces coquillages sur des rivages qui n'en possédaient pas auparavant. Il y a à peu près cent ans qu'un propriétaire, en Angleterre, en fit jeter une certaine quantité dans la rivière de Mène, où il n'y en avait aucune; elles s'y sont multipliées en si grande abondance, que le fond du lit de cette rivière, dans l'espace de plusieurs lieues, est actuellement couvert d'excellentes huîtres, et qu'elles sont une source de revenu. Le Gouvernement a imité cet exemple sur différens points des côtes d'Angleterre.

C'était dans ce but que, depuis 1774 jusqu'en 1777, les Anglais essayèrent de déposer une très-grande quantité d'huîtres dans les baies situées entre l'île de Wigth et la rivière de Southampton, dans l'intention sans doute d'enlever ce genre de commerce à la France ; mais ils furent trompés dans leur spéculation, car l'eau douce les fit périr toutes. Elles furent un peu moins communes pendant quelque temps sur les côtes qu'ils avaient voulu dépeupler ; mais insensiblement elles sont redevenues aussi abondantes.

Quelques voyageurs assurent qu'aux environs de Constantinople, dans le Bosphore de Thrace, on sème pour ainsi dire les huîtres. Pendant une certaine saison de l'année, les Grecs chargés de ce commerce y conduisent des navires pleins de ce coquillage, qu'ils jettent dans la mer, pour en avoir toujours une très-grande provision.

Le Gouvernement retire un très-grand avantage du commerce et de la pêche de ce mollusque. Les marins qui y sont employés, habitués d'avance aux plus rudes travaux, sont pour l'état, en cas de guerre, une pépinière nombreuse d'excellens matelots. Ce genre d'industrie, outre l'avantage de former des marins, occupe encore un nombre considérable d'hommes pour les soigner, les parquer, les transporter, et des femmes pour les ouvrir et les vendre. Les habitans de Granville gagnent, année commune, plus de trois cent mille francs à ce commerce. Depuis quelques années, les Vastois vont eux-mêmes à Paris, et conduisent jusqu'à douze cent mille huîtres dans leurs barques, tandis que les Courseullais et les Dieppois n'en peuvent transporter que trente mille en voiture.

Du parcage des Huîtres.

L'huître pêchée sur un fond vaseux est maigre, de mauvais goût, et serait malsaine, si on la mangeait sur-le-champ. Elle n'acquiert ce goût exquis qui la fait tant rechercher qu'après avoir séjourné pendant quelque temps dans un parc.

On appelle *parc* un réservoir d'eau salée de trois à quatre pieds de profondeur, qui communique avec la mer à l'aide d'un conduit par lequel l'eau peut y entrer et en sortir ; et pour qu'elle soit toujours le plus limpide possible, on a soin de garnir l'enceinte des fosses d'une couche de petit galet et de sable. Un parc bien fait doit, en partant de sa circonférence, aller en diminuant insensiblement en forme de glacis qui s'incline vers le centre. Les huîtres sont placées à mi-bord de manière à éviter le contact de l'air, et à ne point prendre la vase qui touche le fond.

On trouve des parcs sur toutes les côtes de France, particulièrement dans sa partie septentrionale. Les plus connus sont Marennes, Saint-Vast, Courseulle, Etretat, Fécamp, Dieppe, le Tréport, et Dunkerque.

On ne peut établir de parc sur les bords de la mer continuellement exposés aux vents. Il suffit, pour faire mourir une huître, qu'un mouvement un peu violent de l'eau la renverse sur la valve supérieure, ou que le plus petit grain de sable pénètre dans son intérieur. M. Duhamel de Tréport a fait, il y a quelques années, la triste expérience qu'un seul morceau de chaux suffit pour empoisonner tout un parc. En recherchant la cause qui faisait périr les huîtres, il reconnut qu'il n'y en avait pas d'autre que la chaux qui avait été employée au pavage de la fosse.

Il est facile de reconnaître au premier coup-d'œil l'huître qui a été parquée de celle qui ne l'a pas été. L'huître nouvellement pêchée est raboteuse; son écaille supérieure est couverte de petites feuilles d'un drap marin dur, et le bord de ses valves est tranchant ; tandis que celle qui a parqué, a la coquille supérieure lisse, plus blanche, et le bord des valves épais. Ce changement est dû au frottement des valves l'une sur l'autre, opéré par l'action de les remuer.

L'eau de la mer est aussi indispensable et aussi salubre aux huîtres que l'eau de rivière leur est funeste. La pluie même leur est nuisible; et sous son influence on les voit enfler et mourir en peu de jours. Cette règle n'est pas applicable à toutes les espèces.

Les temps froids sont dangereux pour l'huître ; car il suffit que l'eau des parcs gèle pour acquérir l'odeur la plus fétide et devenir un poison pour ces animaux. En cas d'inondation par les pluies trop abondantes, ou de forte gelées, le seul moyen de sauver les huîtres est de les remettre dans la mer.

Les huîtres parquées exigent donc les soins les plus attentifs. L'amareilleur (c'est ainsi qu'on appelle l'homme chargé de les surveiller) doit les visiter tous les jours, ôter celles qui sont mortes, changer souvent les autres de parc, et prendre garde, en les retirant avec le râteau, d'enlever les barbes qui entourent les valves, car elles périssent dès qu'elles ne peuvent plus les fermer hermétiquement. Pour que l'eau de ces réservoirs reste au même niveau, et pour les empêcher d'être inondés par les grands orages ou les plus hautes marées, on y pratique des espèces d'écluses qu'on ouvre et ferme à volonté, et qui ne laissent entrer l'eau des marées montantes qu'autant qu'on le juge nécessaire.

Huîtres vertes.

Les anciens, qui aimaient passionnément les huîtres, ignoraient l'art si commun aujourd'hui de les faire verdir. Pour les obtenir ainsi, les amareilleurs laissent séjourner de l'eau dans le parc; et pour y favoriser le développement des conferves et autres plantes marines, ils interrompent toute communication avec la mer. Lorsque les petits cailloux qui tapissent la fosse se colorent en vert, ils y déposent les huîtres, qui bientôt prennent une teinte verdâtre : mais ce n'est qu'après un séjour d'un mois et demi ou deux mois que cette couleur devient plus foncée. Il faut être en garde contre cette nuance, que des marchands de mauvaise foi savent leur donner par un moyen aussi coupable que dangereux: le docteur *Lentilius* cite l'exemple d'une famille entière qui faillit devenir victime de cette fraude.

Ce n'est qu'à une température modérée pendant les mois de mars, avril, septembre et octobre, que les huîtres acquièrent cette teinte accidentelle, qui leur donne beaucoup plus de saveur qu'aux autres, et cet embonpoint que nous considérons cependant comme un état de maladie, peut-être de polysarcie. Quand elles deviennent très-vertes, les amareilleurs disent qu'elles ont bien pâturé ; ce qui a fait croire que l'huître se nourrissait d'herbes dans le parc. En 1779, lors du camp de Vaussieux, une foule de personnes de la cour et de Paris, attirées à Courseulle par la curiosité, furent très-surprises d'apprendre qu'on ne nourrit pas les huîtres avec des herbes vertes très-chères, comme on le leur avait fait accroire. En les voyant renfermées dans des réservoirs dont l'eau stagnante leur paraissait fétide, ils s'imaginèrent que l'huître devait s'altérer, et passant aussitôt d'une erreur à une autre, il n'en fallut pas davantage pour les dégoûter d'un aliment qui jusqu'alors avait fait leurs délices.

Maladies des Huîtres.

Il est difficile d'assigner une véritable cause aux maladies qui attaquent partiellement les huîtres, puisqu'on trouve journellement les malades confondues avec les plus saines, et qu'il est à présumer que, réunies sur un seul point, et soumises à la même influence, elles devraient souffrir également, comme il est arrivé pour le cas de mortalité que nous avons rapporté. On a cependant remarqué qu'un voyage un peu long les dispose à devenir malades; et il est prudent, lorsqu'elles arrivent par bateaux des côtes éloignées, de les parquer séparément; car on a vu des parcs de cinquante à soixante milliers d'huîtres périr entièrement dans l'espace de quatre à cinq jours, parce qu'on avait négligé de prendre la précaution que nous indiquons.

L'huître souffrante se reconnaît aux signes suivans : elle ferme doucement sa coquille, ou la laisse même entr'ouverte. En écartant ses valves, on voit le corps de l'animal, et son bord frangé, mou, laiteux, et cédant à la pression du doigt. Dans ce cas, il faut, si le parc est considérable, et que son eau ne soit pas renouvelée chaque jour par la mer, isoler les malades, et les placer dans les parcs exposés à son mouvement de flux et de reflux. C'est le seul moyen de conserver celles qui sont saines; car l'expérience prouve que la maladie se communique facilement.

De la coquille.

La coquille est formée d'un mélange intime de deux matières, dont l'une est entièrement animale, et l'autre purement calcaire. Cette matière animale, qui fait partie d'une coquille fraîche, se trouve mêlée avec les molécules crétacées qui constituent la partie solide de la coquille, sans que leur réunion forme en aucun point ni fibres ni membranes; ce qui est rendu sensible lorsque, par la destruction de la matière animale, la coquille, passant à l'état fossile, conserve toujours l'apparence de son intégrité, et ne présente en aucun point les vides qu'auraient laissés des fibres ou des membranes détruites; seulement elle paraît terne et blanchâtre.

Il est prouvé que c'est la surface externe du corps de l'animal qui sécrète la matière calcaire qui forme, augmente et répare les coquilles, par le moyen de glandes ou de cryptes uniquement propres à cette fonction. Le fluide sécrété est visqueux, et contient des molécules calcaires qui se rapprochent et s'agglomèrent en perdant leur humidité. Des observations et des expériences concluantes ont prouvé que l'accroissement des coquilles se fait par juxta-position, et non par intus-susception : ainsi elles n'ont de différence avec les minéraux que cette particularité, que les coquilles s'accroissent en grandeur par l'apposition successive de particules déposées sur leurs bords, et qu'elles augmentent en épaisseur par l'apposition des matières déposées à leur surface interne: leur surface externe n'éprouve ni changement ni augmentation; et c'est pour cette raison qu'on a nommé leur augmentation en épaisseur, *accroissement par infra-position.*

Les habitans de quelques pays où les huîtres abondent font calciner les coquilles, et en obtiennent une chaux dont ils se servent pour bâtir. Les Anglais établis à la Côte-d'Or s'en servaient pour leurs édifices, lorsqu'en 1707 les Hollandais, dans la seule vue de leur ôter ce secours, élevèrent un fort qu'ils garnirent de sept ou huit pièces de canon, dans lequel il tinrent une garnison pour la garde des huîtres.

Dans quelques cantons de la Chine on emploie les coquilles d'une grande espèce d'huître, au lieu de pierres, dans la construction des bâtimens. *Gemelli Careri* dit qu'à Seloam et autres villes voisines on s'en sert au lieu de verre pour les fenêtres, et les Portugais les travaillent avec tant de finesse, qu'ils les rendent propres aux mêmes usages.

ANALYSE CHIMIQUE DES HUITRES.

La coquille est formée, d'après M. le professeur *Vauquelin* (Annales de chim. tom. 81, pag. 309), d'un mélange intime de carbonate de chaux, et d'un mucus animal particulier. Ce savant chimiste y a trouvé en outre du phosphate de chaux, du fer et de la magnésie en petite quantité.

Elle contient de l'eau chargée d'acide hydrosulfurique; pour s'en assurer, il suffit de percer une petite cavité formée dans l'épaisseur de la valve convexe dans sa partie la plus déclive.

De l'eau des Huîtres.

1.° Elle ne rougit pas la teinture de tournesol.

2.° Traitée par l'alcool, elle donne un précipité abondant, blanc et floconneux.

3.° L'infusion de noix de galle y fait naître un précipité abondant, floconneux, et de couleur fauve.

4.° Elle est abondamment précipitée par l'ammoniaque.

5.° Par l'acide hydro-chlorique, il se forme quelques flocons blanchâtres, et la liqueur filtrée n'est plus précipitée par l'ammoniaque.

6.° Par l'oxalate d'ammoniaque on obtient un précipité blanc sous forme de cristaux soyeux et brillans.

7.° Avec l'eau de chaux elle donne un précipité considérable, gélatineux, qui ne devient pas grenu par le repos.

8.° L'acide sulfurique concentré en dégage une odeur d'acide hydro-chlorique, qui a quelque chose d'animalisé et de désagréable. Il s'y forme en même temps quelques flocons blanchâtres.

9.° Le nitrate d'argent y produit un précipité caillebotté très-abondant, insoluble dans un excès d'acide nitrique pur.

10.° Il se forme par l'hydro-chlorate de baryte un précipité blanc, entièrement insoluble dans l'acide hydro-chlorique.

Il résulte de ces expériences que l'eau des huîtres contient beaucoup d'hydro-chlorate de soude, d'hydro-chlorate de magnésie, de sulfate de chaux, de sulfate de magnésie, et une assez grande quantité de matière animale.

Une autre portion d'eau, après avoir été filtrée, présentait une couleur opaline : mise dans une capsule de platine que l'on a ensuite placée sur un bain de sable très-chaud, l'ebullition a eu lieu promptement, et la liqueur est devenue très-écumeuse : bientôt après, toujours en continuant l'ébullition, l'écume s'est affaissée et n'a plus reparu ; la liqueur est restée laiteuse, et il ne s'y est formé aucun précipité. On a poussé l'évaporation jusqu'à siccité, à l'aide d'une température de soixante degrés seulement, et alors on a obtenu un résidu jaunâtre, ayant une odeur assez agréable de viande rôtie.

Ce résidu, traité par l'alcool très-rectifié, lui a donné une couleur ambrée. La masse saline est devenue d'un blanc grisâtre. La liqueur filtrée et l'alcool évaporé à une douce chaleur, il est resté une masse extractive de couleur ambrée, ayant une très-forte odeur de jus de viande, et la saveur de l'osmazome. Examinée plus particulièrement, on a trouvé que cette matière extractive contenait une petite quantité d'hydrochlorate déliquescent, et que toutes ses propriétés la rapprochaient tellement de l'osmazome, que l'on ne doit pas balancer à la considérer comme telle.

Le résidu salin que l'alcool n'avait pas dissous contenait toutes les matières salines que l'on a reconnues dans l'eau de la première expérience, excepté l'hydro-chlorate de magnésie contenu dans l'osmazome dissous par l'alcool.

De l'Animal.

Dans les expériences qui vont suivre, on s'est proposé d'examiner l'action que le lait, les acides du vinaigre, du citron, etc., et les liqueurs spiritueuses exercent sur les huîtres.

1.° Des huîtres très-fraîches mises dans du lait n'avaient, au bout de six heures, éprouvé aucun changement remarquable.

2.° On a mis dans un petit matras une huître très-fraîche, sur laquelle on a versé une petite quantité d'acide acétique faible, qui, au bout d'un quart d'heure, en avait opéré en partie la dissolution. Placé ensuite sur un bain de sable, l'ébullition a achevé de la dissoudre, moins une petite portion qui avait une couleur verdâtre.

L'acide citrique et l'acide tartarique ont agi de la même manière que l'acide acétique.

3.° Après un quart d'heure de macération dans de l'alcool à 12 degrés, une huître fraîche est devenue blanchâtre, opaque dans toutes ses parties, et d'une plus grande consistance qu'avant l'opération. Mise dans un matras et chauffée jusqu'à l'ébullition, elle s'est retirée sur elle-même, et s'est beaucoup durcie; d'où on doit conclure, 1.° que le lait ne dissout pas les huîtres.

2.° Que le vinaigre, l'acide citrique et l'acide tartarique dissolvent très-promptement les huîtres.

3.° Que l'alcool, même affaibli, loin de dissoudre les huîtres, ne fait au contraire que les durcir.

Sept douzaines et demie d'huîtres, détachées avec soin de leurs coquilles, furent mises avec leur eau dans une capsule de platine : elles pesaient 985 grammes. On a placé la capsule dans une étuve chauffée à 50 degrés, et la dessiccation n'a été complète qu'après soixante heures. Le résidu ne pesait plus que 125 grammes; par conséquent il y a eu 860 grammes de matière volatilisée. Cette matière n'est que de l'eau.

Les 125 grammes d'huîtres sèches ont été mises dans un creuset de platine que l'on a placé sur un feu très-vif. La matière s'est décomposée en dégageant une odeur animale analogue à celle que donne la fibrine pure, soumise à la même opération. Cette odeur était extrêmement ammoniacale ; en même temps il s'est dégagé des vapeurs blanches qui n'avaient rien d'huileux. Lorsque le creuset a été rouge, ces vapeurs se sont enflammées et ont produit une flamme brillante. Dans ce moment, on a découvert le creuset, et on a observé que la matière fondait et bouillonnait un peu, mais sans boursoufflement, et elle prenait du retrait au lieu d'augmenter de volume, comme le font la plupart des autres matières animales. Lorsqu'il ne s'est plus dégagé de vapeurs combustibles, le creuset, qui était très-rouge, a été retiré du feu ; pendant le refroidissement, il s'en dégageait une odeur ammoniacale.

La masse charbonneuse occupait exactement la moitié du volume de la matière avant sa calcination. Ce charbon était très-dur : on l'a pulvérisé et lavé avec soin ; la liqueur a été filtrée et évaporée à siccité. Le résidu, complètement desséché, pesait dix-huit grammes deux centigrammes : il était blanc, et contenait les mêmes sels que l'eau de l'huître. Il est probable que ces différens sels y sont dans les mêmes proportions que dans l'eau de la mer (1).

---

(1) Eau de la mer,

100 parties contiennent :

hydro-chlorate	de soude.....	2,492.
	de magnésie..	0,354.
sulfate.......	de magnésie..	0,081.
	de soude.....	0,103.
	de chaux.....	0,097.
		3,127.

On a examiné ce charbon séparé des matières salines par la lixiviation, après l'avoir divisé en plusieurs parties égales.

1.° Traité par un excès d'acide hydro-chlorique, il a produit une effervescence très-sensible : la liqueur filtrée était d'une couleur jaunâtre : en y versant de l'ammoniaque, on a obtenu un précipité floconneux très-abondant; ce précipité, d'abord blanc, est devenu jaunâtre par la dessiccation : on y a reconnu du phosphate de chaux et du phosphate de fer. La liqueur filtrée, qui ne se troublait plus par l'ammoniaque, a été traitée par du carbonate de potasse, qui en a précipité une quantité très-notable de carbonate de chaux.

2.° Une autre portion du charbon a été brûlée dans une capsule de platine : pendant la combustion il s'est dégagé une odeur mixte d'acide hydro-cyanique, et d'ammoniaque. Après l'incinération, le résidu, qui était d'un blanc jaunâtre, avait à peu près le même volume qu'auparavant. Ce résidu, traité par l'acide hydro-chlorique, s'y est dissous en totalité, et sans produire d'effervescence. La liqueur a donné par l'ammoniaque un précipité beaucoup plus abondant que dans le cas précédent, et également composé de phosphate de chaux et de phosphate de fer. Le carbonate de potasse n'a donné dans la liqueur filtrée qu'une trace de carbonate de chaux.

L'augmentation de la quantité de phosphates obtenus dans cette expérience, et la disparition presque totale de carbonate de chaux étant extrêmement remarquables, et ne pouvant être attribuée qu'à la formation d'une certaine quantité d'acide phosphorique, j'ai cherché à vérifier ce fait très-intéressant par les expériences suivantes.

On a réduit en poudre fine une certaine quantité de charbon ; on l'a divisée en deux parties égales ; l'une a été traitée à chaud par un excès d'acide hydro-chlorique, qui, comme dans le premier cas, a produit une effervescence assez vive; la liqueur a été filtrée, et le charbon resté sur le filtre a été lavé avec de l'eau distillée, jusqu'à ce que celle-ci ne trouvât plus rien à dissoudre. Les liqueurs réunies ont été successivement traitées par l'ammoniaque en excès, qui en a séparé tous les phosphates de chaux et de fer, et ensuite par l'acide oxalique, qui a produit beaucoup d'oxalate de chaux.

L'autre portion du charbon qui n'a pas été traitée par l'acide hydro-chlorique a été incinérée ; la cendre a été mise en contact avec l'acide hydro-chlorique, qui l'a entièrement dissoute sans effervescence ; la liqueur filtrée était jaunâtre : elle a été traitée par l'ammoniaque en excès, qui en a séparé une quantité considérable de phosphate de chaux et de fer. La liqueur filtrée, traitée par l'acide oxalique, n'a donné qu'une trace d'oxalate de chaux.

D'après ces deux expériences, il est certain que ce n'est qu'à la combustion du charbon qu'est due la formation de l'acide phosphorique, qui, en décomposant le carbonate de chaux que le charbon contient, fait disparaître ce dernier sel, et augmente ainsi la proportion de phosphate de chaux. En effet, le charbon qui a été traité par l'acide hydro-chlorique, et ensuite bien lavé, a été inciné à une chaleur rouge-obscur dans une capsule de platine ; le résidu traité par l'eau a sensiblement rougi la teinture de tournesol.

On ne peut expliquer la formation de l'acide phosphorique qu'en admettant que le phosphore est une des parties constituantes de l'huître, et qu'il s'y trouve dans un état de combinaison analogue à celle dans laquelle il existe dans la laite des poissons, comme l'ont prouvé *Fourcroy* et M. *Vauquelin* en 1807.

Trois douzaines et demie de belles huîtres ont

été ouvertes et détachées avec soin ; on les a mises dans une capsule de verre après les avoir lavées à grande eau, jusqu'à ce que le nitrate d'argent ne produisît plus de précipité ; alors on les a pilées dans un mortier de porcelaine avec de l'eau distillée de manière à les réduire en une sorte de purée claire. Cette purée mise dans une capsule de platine, a été soumise à l'ébullition pendant dix minutes : il ne s'est pas élevé de matière graisseuse à la surface du liquide : on a versé le tout sur un filtre ; la matière animale, qui s'était retirée sur elle-même pendant la cuisson, y est restée : la liqueur a passé très-promptement ; elle était limpide, mais ayant une couleur légèrement jaunâtre : elle avait une forte odeur de bouillon de viande, à travers laquelle on distinguait cependant encore celle de poisson de mer. Cette liqueur, évaporée convenablement, a donné un extrait mou, d'une couleur jaune brun foncé, dont une grande partie s'est dissoute dans l'alcool en excès. La dissolution alcoolique d'un jaune foncé a été évaporée, ayant eu soin d'ajouter de l'eau de temps en temps, jusqu'à ce que tout l'alcool fût volatisé. Alors la liqueur, qui répandait une odeur suave de jus de viande, ayant été évaporée de nouveau dans une étuve, a laissé un extrait qui pesait 13 gram. 5 centig. Cette matière, examinée, a présenté tous les caractères de l'osmazome ; et comme elle en a toutes les propriétés, on doit la considérer comme telle.

La portion de l'extrait que l'alcool n'a pas dissous, a été desséchée. Cet extrait est devenu alors d'un jaune brun, demi-transparent, ayant une cassure luisante, et pesant 2 grammes 3 centigrammes.

Cette matière a été traitée par l'eau chaude, et s'y est gonflée; puis il s'en est dissous une partie. Lorsque l'eau n'a plus exercé d'action sur cette matière, on a filtré. La liqueur a été précipitée par l'infusion de noix de galle : elle a indiqué tous les caractères qui appartiennent à la gélatine. La portion que l'eau n'a pas dissoute, mais qui s'y est gonflée, a tous les caractères du mucus de poisson.

La matière animale, séparée par le filtre du bouillon des huîtres pilées, est de nature fibreuse.

Il résulte de toutes ces expériences que les huîtres contiennent beaucoup d'eau, peu de matière animale solide, et que cette matière animale contient elle-même :

1.° Beaucoup de matières salines, et les mêmes que celles de l'eau de la mer.

2.° Beaucoup de phosphate de fer et de chaux.

3.° Beaucoup d'osmazome.

4.° Une certaine quantité de gélatine.

5.° Une certaine quantité de mucus.

6.° Une matière animale d'une nature particulière, dans laquelle le phosphore entre comme élément.

DE L'HUITRE COMME ALIMENT.

Rien n'est plus important que le choix des alimens pendant l'état de santé ; et si l'homme était toujours placé dans des circonstances assez favorables pour céder à ses désirs, et consulter son appétit plutôt que ses moyens pécuniaires, on le verrait sujet à bien moins d'infirmités, suite inévitable de l'ingestion de substances que son estomac repousse, et qui ne contiennent pas assez de principes réparateurs. Cette idée peut s'appliquer à l'huître, considérée comme aliment. En effet, à l'exception de quelques peuplades du Sénégal, qui trouvent en abondance dans leurs parages une espèce d'huître fort grosse qu'ils mangent fraîche, ou qu'ils font sécher pour la conserver, et de quelques Chinois voisins du canal de *Chan-to*, dans lequel ils pêchent une très-grande quantité d'huîtres dont la chair pèse jusqu'à une livre, et constitue leur seule nourriture, peu de peuples, même habitant les côtes où ce mollusque abonde, en font leur principal aliment.

L'huître commune, mangée crue, est plutôt propre à exciter l'appétit qu'à le satisfaire; et celles que l'on fait cuire perdent tellement de leur saveur, et deviennent si réfractaires à nos organes digestifs, qu'on ne pourrait se permettre d'en manger beaucoup sans s'exposer aux plus fâcheuses indigestions. Ainsi, en traitant des huîtres sous le rapport alimentaire, nous ne parlerons que de celles qui, pleines de vie, et baignant dans une eau limpide, flattent à la fois le goût et la vue, développent l'appétit, et préparent l'estomac à une bonne digestion.

C'est parce qu'ils lui reconnaissaient cette qualité précieuse pour des gourmands que les Romains commençaient leurs repas par les huîtres et autres coquillages, que l'on servait tels qu'ils sortaient de la mer. Cependant on les faisait quelquefois cuire, et alors on leur choisissait une sauce distinguée. La plus estimée était le *garum* : cette saumure, très-recherchée des gourmands de Rome, et réservée pour la table des riches, se composait avec le sang et les entrailles du maquereau (*scomber*, Lin.), selon Martial.

Expirantis adhuc scombri de sanguine primo
Accipe fecosum, munera cara, garum.

Pline (lib. XXXI, ch. VIII) dit qu'à l'exception des parfums, il n'y avait pas de liqueur qui fût aussi chère, et qui fît autant de réputation aux pays d'où elle était tirée : *nec liquor ullus penè, præter unguenta, majore in pretio esse cœpit nobilitatis etiam gentibus.* Le conge (mesure de trois litres) valait deux mille pièces d'argent. Le maquereau pêché sur les côtes d'Espagne était le plus estimé ; pêché ailleurs, il n'était bon que pour des palais vulgaires.

Les huîtres du lac Lucrin, si vantées par Horace, eurent long-temps la préférence. Agrippa avait établi une communication de ce lac avec le lac Averne par le moyen d'un canal qu'il avait fait creuser sous une montagne ; un tremblement de terre survenu en 1538 l'a presque mis à sec ; les huîtres ont disparu, et il ne reste plus de ce lieu si chéri des anciens qu'un marais fangeux, nommé aujourd'hui *mer morte, mare morto.*

Ce fut Sergius Orata qui le premier fit construire des réservoirs à Baïa pour y conserver et engraisser les huîtres, et ce fut lui aussi qui fit la réputation de celles du lac Lucrin, à l'entrée duquel il avait fait bâtir un palais magnifique où il allait *s'ingurgiter* avec ses amis. *Quo recentiore usu conchyliorum frueretur.* Ils en faisaient un tel abus, que chaque convive en avalait des quantités considérables pour aiguiser son appétit et préluder à des mets plus solides.

C'est à Baïa, près de Pouzzole, et non loin du lac Lucrin, sur les bords de la mer Tirrhénéenne, dans le site le plus enchanteur, et sous le plus beau ciel, que les Romains riches avaient placé leurs maisons de campagne, pour aller se livrer au plaisir de la table et savourer des huîtres. Ils savaient fort bien qu'elles ne sont pas également bonnes dans tous les parages.

Sed non omne mare est generosæ fertile testæ.

HORAT, lib. 2, sat. 4.

Aussi, quand ils étaient en voyage, ils aimaient à en trouver partout; et ils avaient soin de s'informer si dans les lieux où ils devaient s'arrêter ce coquillage était abondant et de bonne qualité, et le vin généreux.

Après les huîtres de Lucrin, celles de Brindes et de Tarente eurent tour à tour la vogue. Néron préférait l'huître de Circé à celle de Lucrin, ou du promontoire de Rutupe, et la distinguait au premier coup de dent.

.... Circæis nata forent, an
Lucrinum ad saxum, rutupinove edita fundo,
Ostrea, callebat primo deprendere morsu.

Juv., lib. I, sat. 4.

Pline ne les estimait pas moins, et disait qu'il n'en était de plus douces, ni de plus tendres que celles de Circé. *Circæensibus neque dulciora neque teneriora esse ulla compertum est.* Mais ce furent les huîtres que l'on faisait venir à grands frais de l'Océan atlantique qui l'emportèrent sur toutes les autres, et pour lesquelles les Romains faisaient des dépenses si excessives, que les censeurs furent obligés d'y mettre ordre. Ils portaient la recherche jusqu'à les mettre à la glace pour les rendre plus agréables au palais : *Additque luxuria frigus obrutis nive, summa montium et maris ima miscens.* (PLINE.)

Ce fut le sensuel *Apicius*, l'inventeur des gâteaux apiciens, et l'auteur de l'art d'aiguiser l'appétit, *de gulæ irritamentis* (*Pline* l'appelait *nepotum omnium altissimus gurges*), qui trouva le secret d'entretenir les huîtres fraîches en leur faisant franchir les plus grandes distances. Il en envoyait à Trajan, lorsque cet empereur était dans le pays des Parthes, et elles lui parvenaient toujours excellentes. Si l'on en croit quelques critiques, ce fut ce même *Apicius* qui composa le fameux traité *de re culinariâ*, que *Torrinus* trouva dans l'île de Maguelone, près de Montpellier, et qu'il fit imprimer à Bâle en 1541.

Le meilleur moyen que nous ayons aujourd'hui de conserver les huîtres et de les faire parvenir fraîches à des distances très-éloignées, c'est de les empêcher de perdre leur eau. Pour y parvenir, on les entasse horizontalement les unes sur les autres dans des paniers que l'on bâche, et dans lesquels elles sont tellement pressées, qu'elles ne peuvent ouvrir leurs valves.

Aristote dit qu'on les nourrissait pour les avoir plus grasses. Quoiqu'il n'entre dans aucun détail à cet égard, on est en droit de soupçonner que de son temps on se servait à cet effet d'une espèce de mousse saupoudrée de son.

Amateurs aussi passionnés et non moins scrupuleux que les anciens sur le choix des bonnes huîtres, nous avons perfectionné l'art de les rendre meilleures, et nous leur accordons comme eux un degré d'estime plus ou moins grand, suivant les lieux d'où elles nous sont apportées.

Les plus recherchées de France se trouvent

sur les côtes de la Bretagne, et les plus grosses sur celles de Normandie, d'où elles sont transportées à grands frais à Paris, pendant l'automne et l'hiver. Les huîtres d'Angleterre passent aujourd'hui pour les meilleures de l'Europe.

Pour avoir de bonnes huîtres, il faut les choisir fraîches, de grandeur médiocre, et ne prendre que celles qui auront été pêchées dans une eau claire; celles qui vivent sur un fond vaseux conservent toujours un goût désagréable; elles peuvent même y contracter des qualités nuisibles, comme cela est arrivé tout récemment au Havre. Un particulier avait fait creuser précipitamment un parc dans les fossés de la citadelle, où les latrines de la garnison s'étaient dégorgées depuis plusieurs siècles. L'enceinte du parc était formée de terres glaises molles, noires et fétides, sur lesquelles on avait appliqué une couche mince de terre plus sèche, que l'on avait ensuite saupoudrée de gravois. L'établissement n'était encore qu'ébauché lorsque le propriétaire, pressé de jouir, y fit jeter soixante mille huîtres, qu'il livra ensuite sans précaution ni surveillance au public, alléché par cette nouveauté. Ce fut le 11 septembre 1816 que l'on commença à en manger sans en éprouver de mauvais effets. Mais le 18, un grand nombre de personnes en furent plus ou moins incommodées. Les 19, 20 et 21, elles causèrent des cardialgies atroces, des coliques insupportables, des vomissemens, des diarrhées, de la fièvre, et tous les accidens caractéristiques d'un véritable empoisonnement. Quelques personnes ont vomi jusqu'au sang. Quelques autres eurent de longs tremblemens, des suffocations nerveuses, des convulsions effrayantes. Les mêmes accidens ont eu lieu aux mêmes époques à Fécamp, Bolbec, Yvetot, Lillebonne et Rouen, où l'on avait expédié des huîtres de ce parc les 19 et 20 du même mois.

Il résulte des recherches et des expériences des commissaires délégués par l'autorité pour constater la cause qui a pu rendre les huîtres de ce nouveau parc malsaines, les conclusions suivantes :

1.° Que les huîtres ont été malfaisantes parce qu'elles ont été jetées trop précipitamment sur des terres fraîchement fouillées, qu'on aurait dû laver plusieurs fois avant d'y mettre les huîtres.

2.° Parce qu'il a fait un temps orageux, une chaleur humide, les 17, 18 et 19 septembre, et que ces mollusques, ayant manqué d'eau (vû que ce parc ne recevait l'eau de la mer qu'aux plus hautes marées), n'ont pu éviter les mauvaisses influences d'une atmosphère chargée d'électricité, ni l'action délétère des gaz méphitiques qui s'élevaient des talus desséchés.

M. *Lechevrel*, médecin au Havre, et l'un des commissaires, voulant se rendre compte de l'influence des différens terrains et de l'eau sur la conservation des huîtres, a tenté plusieurs expériences pendant les mois d'octobre, novembre et décembre, jusqu'au douze janvier, expériences dont il a envoyé le résultat à M. le docteur *Marc*, aux bontés duquel nous devons ce qui suit.

M. *Lechevrel* fit placer dans une chambre spacieuse et bien aérée trois baquets sous les n.os 1, 2 et 3, et trois terrines sous les n.os 4, 5 et 6. Le n.° 1 fut rempli de terres glaises molles, noires et fétides, comme celles du fond du parc de la citadelle; le n.° 2 de terres argileuses sèches; le n.° 3 de sable de mer frais; le n.° 4 d'eau de mer pure; le n.° 5 d'eau de mer et d'eau douce à parties égales; le n.° 6 d'eau douce pure.

Deux douzaines d'huîtres fraîches furent mises dans chaque baquet, et dans chaque terrine de la capacité de six pots d'eau.

Le n.° 1 (terres glaises fétides) n'a perdu ses dernières huîtres que le 30 décembre. L'humidité de ces terres a plus servi à la conservation des huîtres que la fétidité ou les gaz n'ont pu leur nuire.

Le n.° 2 (terres glaises sèches) a perdu ses dernières le 19 décembre.

Le n.° 3 (sable de mer) n'a conservé ses dernières que jusqu'au 14 décembre.

Le n.° 4 (eau de mer pure) n'a perdu que huit de ses huîtres. Le 11 janvier, en examinant les seize qui restaient vivantes, quatorze semblaient malades, un peu gonflées, laiteuses. Les deux autres étaient aussi belles, aussi savoureuses que si elles fussent sorties de la mer, seulement un peu plus salées. L'eau de cette terrine était réduite à un pot par l'évaporation.

Le n.° 5 (eau douce et de mer à parties égales) ne conserva ses dernières que jusqu'au 6 décembre.

Le n.° 6 (eau douce pure) perdit ses dernières le même jour.

On peut juger, d'après ces essais comparatifs, combien le mélange de l'eau douce avec l'eau de la mer a une influence dangereuse sur les huîtres parquées (1).

---

(1) Cependant il résulte des expériences consignées dans un mémoire de M. *Beudant*, lu à l'institut le 13 mai 1816, qu'en faisant éprouver aux huitres un [illegible]

Les grosses huîtres, telles que celles de Boulogne en France, Ancône en Italie, et autres lieux, ne sont pas savoureuses, chargent l'estomac, et causent souvent des rapports nidoreux. L'huître pied-d'âne, quoique assez grosse, a cependant la chair tendre, et trouve aussi des amateurs qui l'assaisonnent avec un peu de vinaigre, de poivre et d'échalottes. A Naples, c'est le lac Fusaro qui fournit aujourd'hui les huîtres les plus estimées, comme le furent autrefois celles de Lucrin. Elles sont assez grosses; et, pour leur faire perdre un peu de cet embonpoint qui nuit à leur qualité, quand il est excessif, on les fait voyager par mer dans des bateaux faits de manière qu'elles puissent baigner dans l'eau et se dégorger un peu. Les rochers qui bordent les côtes de Naples fournissent une espèce d'huître très-estimée, mais si petite, qu'on est souvent obligé de réunir deux ou trois individus dans une des valves afin de trouver quelque chose sous la dent. Les huîtres communes que l'on vend en si grande quantité à Paris pendant la saison sont, en général, très-bonnes; mais il

---

sage graduel de l'eau de mer à l'eau douce, on parvient à les faire vivre dans ce dernier liquide sans différence sensible pour leur conservation.

en est peu qui égalent celles du rocher de Cancale, à jamais célèbre dans les fastes de la gastronomie.

Quoique l'huître ait été regardée de tous les temps comme un aliment très-facile à digérer, et que des amateurs puissent en manger en très-grande quantité sans en éprouver d'incommodité, et sans en moins bien dîner après, on trouve cependant quelques auteurs de médecine très-estimables d'un sentiment tout-à-fait opposé, comme il est aussi très-commun dans le monde de voir des personnes craindre d'en manger le soir; mais c'est un préjugé, que la facilité avec laquelle ce mollusque est digéré nous dispense de réfuter. D'ailleurs cet usage est consacré à Vienne et dans la Hollande. *Lémery* a avancé, dans son traité des alimens, que l'huître se digère difficilement, et cause des obstructions aux personnes qui en font un usage fréquent. *Horstius* était du même avis, et croyait de plus qu'elles engendraient des humeurs pituiteuses : *ostreæ minùs nutriunt, difficulter coquuntur, et ventriculum pituitosis humoribus facilè replent.* Le docteur *Andry* pensait, au contraire, que l'huître est plutôt dissoute que digérée dans l'estomac; qu'elle se résout toute en eau, que cette eau, légèrement saline, irrite doucement les fibres de l'estomac et des intestins, et que, loin de provoquer la *pituite*, elle en favoriserait l'expulsion. Les auteurs d'aujourd'hui s'accordent à regarder l'huître comme un bon aliment et de très-facile digestion. Michel Montaigne les aimait beaucoup, et ne pouvait se résoudre à s'en priver. Quoi! disait-il, pour me préserver de la colique, il faut que je renonce à manger des huîtres! c'est toujours éprouver un grand mal, et me dérober à la douleur par la douleur.

Il est des personnes, surtout celles qui habitent les pays éloignés de la mer, pour lesquelles, ainsi que nous l'avons déjà dit, la vue seule d'une huître est un objet de dégoût insurmontable, et qui, malgré des essais réitérés, n'ont jamais pu parvenir à en avaler une seule, tandis que rien n'est plus commun que de voir des amateurs en manger vingt ou trente douzaines, et n'en éprouver qu'un meilleur appétit.

Au milieu de ces personnes extrêmes dans leur dégoût ou leur passion pour les huîtres se trouvent celles qui les aiment sans folie, et les mangent avec modération. Deux ou trois douzaines suffisent à ces amateurs ordinaires, et c'est assez généralement par elles que commencent les repas un peu gais, dans lesquels on aime à éveiller l'appétit, prolonger le séjour à table, et provoquer par des libations un peu abondantes une conversation plus animée, et quelquefois les plus aimables saillies. On saupoudre les huîtres avec de la *mignonnette*, qui plus d'une fois a fait éprouver aux personnes qui en avaient fait un usage un peu abondant des chaleurs plus ou moins cuisantes à l'anus et au col de la vessie. D'autres préfèrent verser dans leur eau quelques gouttes de jus de citron, de verjus ou de vinaigre, et quelquefois même y ajouter de l'échalotte. On concevra toute la bonté de cet usage en se rappelant avec quelle promptitude et quelle facilité nous avons fait dissoudre une huître en la soumettant à l'action de l'acide acétique, d'abord à froid, puis à chaud. Les vrais amateurs les mangent sans aucun mélange, et ils peuvent en faire excès sans en éprouver d'indigestion. On a cru long-temps que le meilleur remède contre cet accident était de faire manger une soupe au lait aux personnes qui en étaient incommodées; mais c'est encore un préjugé qui n'a plus aujourd'hui de partisans que parmi le vulgaire.

On a généralement l'habitude de boire du vin en mangeant des huîtres, et on a long-temps disputé sur la qualité et la couleur de celui qui doit être le plus convenable. On a été même jusqu'à le proscrire entièrement; et nous citerons à cette occasion la thèse de M. *Pourfour Dupetit*, soutenue le 29 avril 1745, ayant pour titre, *An inter edendum ostrea meri potus?* dans laquelle ce médecin se déclare pour la négative, prétendant que le vin durcit l'huître, la rend coriace, et difficile à digérer; ce qui est vrai, lorsque le vin contient beaucoup d'alcool, qui a la propriété de durcir l'huître, comme nous en avons acquis la preuve par l'analyse chimique; mais qui cesse de l'être quand, au contraire, le vin n'en contient que très-peu, et abonde plutôt en principes acides.

Le vin rouge a peu de partisans parmi les amateurs d'huîtres, et de nos jours c'est le vin blanc qui, par eux, est réputé le meilleur et le plus agréable. On peut même en boire plus que de coutume sans en être incommodé; ce qu'on peut attribuer à l'action inconnue, il est vrai, que l'eau salée exerce sur le vin, mais bien confirmée par l'usage où sont quelques personnes de dissiper leur ivresse en buvant de l'eau, ou du café, dans lesquels on a fait fondre du sel. D'ailleurs ne connaît-on pas cette propriété du vin blanc de passer dans les voies urinaires presque aussitôt qu'il a été bu : phénomène qui a fait soupçonner un chemin plus direct que celui de la circulation, qui a engagé plusieurs auteurs dans des recherches infructueuses, et amené de leur part des explications gratuites. L'un des physiologistes modernes attribue ce phénomène à l'action absorbante des veines de l'estomac et de l'intestin grêle, qui transportent dans le torrent de la circulation plus directement que les vaisseaux lymphatiques du tube intestinal les liquides ingérés dans les voies digestives.

L'huître est un aliment excellent, et un de nos meilleurs analeptiques. La promptitude avec laquelle elle répare les forces épuisées la rend précieuse aux vieillards, qui, n'ayant plus d'appétit, ont besoin d'une substance qui, sous un petit volume, les soutienne sans les fatiguer. Les convalescens dont l'estomac, souvent débilité par l'usage des médicamens, se soulève à la vue des substances animales cuites, et qui ne pourraient en admettre la moindre quantité sans les rejeter aussitôt, s'en trouveront toujours bien. Nous ne connaissons pas d'aliment plus propre à donner de l'embonpoint que l'usage modéré de l'huître crue. C'était le sentiment du docteur *Hinguant*, dans une thèse soutenue le 16 mars 1745, laquelle reproduit les mêmes opinions qui avaient déjà été défendues en 1704 sous la présidence de *Pitton de Tournefort* : il disait que, de quelque manière qu'on les mange, elles sont amies de l'estomac, entretiennent la liberté du ventre, et conviennent également aux convalescens et aux personnes bien portantes. *Quocumque modo sumantur testacea, stomachum amicè reficiunt, alvum leniter molliunt, convalescentibus non minùs quàm sanis convenientissimus cibus.* Dans une autre thèse présentée le 17 mars 1689, ayant pour titre, *an ostreum crudum esca saluberrima?* le docteur *Save* a démontré les nombreuses qualités de l'huître, et a conclu qu'elle était le plus sain et le plus avantageux de tous les alimens, lorsqu'on la mangeait crue et bien fraîche.

Nous connaissons un homme de soixante-dix ans, d'une très-forte constitution, qui, voulant encore faire le jeune homme, et conserver des habitudes qui ne convenaient plus à son âge, était tout à coup tombé dans le plus grand épuisement. Ne pouvant réparer ses forces par les alimens ordinaires, qui lui répugnaient invinciblement, il fit usage des huîtres, et s'en trouva si bien, qu'après plusieurs mois sa santé fut entièrement rétablie.

Un vieillard de quatre-vingt-douze ans, parvenu à ce grand âge sans avoir jamais été malade, n'avait pour toute infirmité, pendant les derniers mois de son existence, qu'un dégoût insurmontable pour les alimens usuels ; les huîtres seules lui plaisaient, et il en fit sa seule nourriture jusqu'au moment où il cessa de vivre.

Nous connaissons à trois lieues de Paris l'épouse d'un notaire qui, depuis plusieurs années, ne vit que d'huîtres crues, et dont l'estomac *fastidie* et rejette tout autre aliment. Cette dame, mère de deux enfans, est fraîche, et d'un embonpoint extrême.

Une personne digne de foi a vu à Bicêtre, il y a quarante-cinq ans, un ecclésiastique gros, gras et riche, qui mangeait chaque jour douze douzaines d'huîtres pour toute nourriture. Sa folie était qu'on voulait l'empoisonner, et il savait qu'on ne pouvait y réussir avec des huîtres vivantes, qu'il ouvrait lui-même.

M. *Rouyer*, l'un des pharmaciens de première classe les plus distingués des armées, et maintenant pharmacien en second à l'hôtel royal des Invalides, de retour de la campagne de Russie, et extrêmement affaibli par les fatigues et les privations de tout genre, ne vint à bout de se rétablir qu'en mangeant des huîtres, tout autre aliment lui étant devenu insupportable.

M. le baron *Percy*, l'illustre chef de la chirurgie militaire, l'ami et le père chéri de tous ses collaborateurs, aux rares vertus duquel nous nous trouvons heureux de pouvoir rendre un hommage public, et de payer ce faible tribut de notre reconnaissance et de notre respectueux dévouement, a eu la bonté de nous communiquer qu'il avait vu un grand nombre de blessés, affaiblis par une longue et abondante suppuration, ne se soutenir que par le moyen des huîtres, et recouvrer par leur usage continué les forces qui les avaient abandonnés.

On a vu, après des dysenteries épidémiques dont les suites menaçaient d'être d'autant plus fâcheuses pour les convalescens que leur estomac ne supportait aucune autre espèce d'aliment, les huîtres opérer un rétablissement aussi prompt qu'heureux, et ranimer, elles seules, les forces épuisées. De nombreux exemples, que nous nous abstenons de citer, prouvent d'une manière incontestable que des personnes réduites au dernier degré de marasme se sont rétablies en mangeant des huîtres.

Parmi les nombreux et brillans hors-d'œuvres qu'effleurent légèrement les convives qui ne veulent qu'aiguiser l'appétit, se remarquent aussi les huîtres marinées. Cette préparation, qui consiste à les plonger dans l'eau bouillante, puis à les retirer ensuite pour les conserver dans un mélange de vinaigre et d'eau salée, et les servir arrosées d'huile d'olive, les rend coriaces et difficiles à digérer. Elles perdent également leur goût par tous les moyens que l'art de la cuisine a inventés dans l'espoir de les rendre meilleures; elles n'ont de partisans et ne sont bonnes que lorsqu'elles sont bien fraîches, bien vivaces, et que, pour tout condiment, elles baignent dans une eau bien limpide, qui leur donne cette saveur légèrement saline qui les fait le plus rechercher.

Avec l'avantage d'exciter l'appétit, de se digérer aisément, et de réparer les forces épuisées, on conçoit que l'huître doit encore jouir d'une vertu aphrodisiaque non équivoque. On connaît l'heureuse fécondité des peuples ichthyophages; et on attribuait à l'abus des huîtres le libertinage aussi incroyable que scandaleux auquel se livraient les anciens Romains, et contre lequel Juvénal s'élevait avec autant de force que de courage. De nos jours, beaucoup d'auteurs partagent l'opinion des anciens; et nous citerons, entre autres, feu le professeur *Alphonse Leroy*, qui disait que la population serait beaucoup plus nombreuse, si les époux faisaient un usage plus fréquent des huîtres à leurs repas.

Une telle propriété peut dépendre du phosphore que l'huître tient en état de combinaison ; cette seule substance suffit pour donner à cette assertion un dégré de certitude assez grand. D'ailleurs nous avouons qu'il nous serait trop pénible d'aller fouiller dans les fastes de la débauche pour y trouver des exemples qui doivent rester ignorés, et dont nous ne voulons point salir nos pages.

L'usage modéré des huîtres, comme aliment, est rarement suivi d'accidens ; cependant, lorsqu'elles n'ont pas parqué, elles causent quelquefois des indigestions, et de plus des vomissemens et des superpurgations, contre lesquelles on emploie avec succès un thé léger, avec addition de suc de citron. D'autres fois elles occasionnent une éruption miliaire très-douloureuse, et tout-à-fait semblable à celle qu'éprouvent quelques personnes qui ont mangé du fromage très-fort.

DE L'HUITRE

CONSIDÉRÉE COMME MÉDICAMENT.

Après avoir trouvé dans l'huître une ressource alimentaire aussi saine qu'agréable, examinons maintenant quelles peuvent être ses vertus comme médicament. Nous n'irons pas, partisan outré de ce mollusque, lui prêter des qualités imaginaires, et le voir avec des yeux prévenus, parce que nous l'avons choisi pour sujet de notre premier travail. On ne saurait être trop en garde contre les objets de son affection, et nous savons que la laideur, même dans l'objet aimé, cesse d'être repoussante, et finit par plaire et charmer. Ainsi donc, dépouillant toute prévention, nous tâcherons de ne présenter que des faits basés sur l'expérience, et nous écarterons autant qu'il sera en notre pouvoir tous ceux qui nous paraîtront douteux.

Assez et trop de médicamens peut-être chargent inutilement la matière médicale ; et le premier reproche qu'on pourrait nous faire serait de paraître vouloir l'augmenter encore d'une substance ayant des qualités équivoques, et qui peut être remplacée par mille autres plus efficaces. Mais, en l'examinant attentivement, et rappelant sa composition chimique, nous trouverons au contraire qu'elle s'offre avec quelque avantage, et peut occuper une place à la fois utile et distinguée. Tâchons de prouver ce que nous avançons.

Nous pourrions débuter par la guérison qu'obtint notre bon roi Henri d'une fièvre quarte qui avait résisté à tous les efforts de ses médecins, en mangeant *force huîtres* et buvant *force hypocras.* Sans attribuer ce succès exclusivement à l'usage des huîtres et du vin, nous le concevons d'autant mieux, qu'à l'époque dont il s'agit les fièvres intermittentes les plus simples devenaient rebelles par l'effet du traitement affaiblissant qu'on leur opposait, traitement qui consistait en de fréquentes saignées et en des purgations réitérées, ainsi qu'il est facile de s'en convaincre par les écrits des médecins des seizième et dix-septième siècles, parmi lesquels il nous suffira de citer *Guy-Patin.*

Oribase, médecin de Julien, ne croyait pas que les huîtres fussent un aliment très-nourrissant; mais il les conseillait pour relâcher le ventre. (Lib. 2, cap. 53.) *Aétius* était du même avis. Nous ne pouvons nous dispenser de citer ici l'opinion de Galien : *Omnibus testaceis ejusmodi est commune, ut salsum in carne succum contineant, qui alvum subducit. Ostrea quidem valentiùs subducunt, corpus verò imbecilliùs nutriunt : duriora verò difficiliùs quidem coquuntur, sed magis nutriunt.* (GALENUS, lib. 3, *de aliment. facult.*, cap. 33.) *Horace*, qui leur reconnaît aussi cette qualité, les recommande à ceux qui sont constipés.

.........Si dura morabitur alvus,
Mytulus et viles pellent obstantia conchæ.

Les médecins qui ont écrit sur ce mollusque s'accordent à le prescrire dans le même cas. Quelques-uns ont dit en mauvais latin : *Emolliunt ventrem, et reconvalescentes faciunt appetere cibos*. Tel est à peu près le langage qu'ils tiennent tous ; et, si nous le répétons, c'est pour montrer qu'ils connaissaient assez bien les propriétés de l'huître. En effet, il est d'observation que leur usage est assez favorable aux hypochondriaques et aux hémorrhoïdaires, qui sont toujours constipés ; et on le concevra facilement en se rappelant que l'eau de l'huître contient les mêmes sels que l'eau de la mer, et que ces sels sont tous propres à exciter doucement la contractilité musculaire du tube intestinal.

Leur qualité principale étant de fournir une substance nutritive qui s'assimile aisément, et une eau saline nécessairement stimulante, on doit s'en abstenir dans toutes les maladies inflammatoires, tandis qu'elles sont indiquées et salutaires dans beaucoup d'affections chroniques. Ainsi, dans les diarrhées qui ont résisté à tous les traitemens en apparence le mieux indiqués, l'huître a été le meilleur médicament, et a fait cesser comme par enchantement un flux qui menaçait de devenir mortel. Ces bons effets nous paraissent dus surtout à la grande quantité d'osmazome contenu dans les huîtres, et peut-être à l'action stimulante de la matière animale dans laquelle le phospore entre comme élément. Dans l'ictère spasmodique, et dans celui qui est entretenu par les affections tristes de l'âme, ou par l'engorgement chronique du foie, lorsqu'il n'y a que peu ou point d'irritation aux intestins, et que l'art cherche au contraire à en provoquer par l'usage des boissons amères, aiguisées avec quelques sels neutres; quand l'appétit est nul, et que, loin d'être excité par les médicamens, il semble au contraire diminuer de plus en plus, alors l'huître obtient le double avantage de donner du ton aux fibres de l'estomac, et de soutenir et même de réparer les forces, si promptement perdues.

M. B*** fut pris d'un ictère à la suite d'une vive émotion que lui causa la fin tragique d'un homme qu'il connaissait beaucoup, perdit l'appétit, et tomba bientôt dans une sorte de consomption tout-à-fait inquiétante. Lassé de l'inefficacité des médicamens, et repoussant toute espèce d'alimens, il était tombé dans l'état le plus fâcheux, lorsque, cédant aux conseils de quelques amis, il essaya de manger des huîtres, qu'il digéra facilement; il en continua l'usage exclusif, et bientôt les selles se rétablirent, les urines coulèrent abondamment, et les forces revinrent par degrés. L'ictère disparut, et la santé était parfaite le sixième jour après l'usage de ce mollusque.

Lorsqu'à la suite de l'usage d'alimens de mauvaise qualité, de la privation de végétaux et d'eau fraîche, de l'influence d'un air vicié, etc., le sang, privé par une élaboration imparfaite de ses matériaux les plus essentiels, ne peut plus entretenir ni la chaleur ni la vie, et laisse le corps en proie à une désorganisation qui, d'abord partielle, envahit bientôt ensuite toute l'économie, et l'entraîne vers une fin aussi prompte que déplorable, l'huître est une ressource d'autant plus précieuse contre cette cachexie scorbutique, qu'elle agit et comme médicament, et comme aliment.

On peut en faire des bouillons excellens, qui contiendront de l'osmazome en très-grande quantité, comme nous l'avons vu par l'analyse chimique, et qui seront aussi sains qu'agréables. Si on y joint l'usage de quelques végétaux frais et des acides, on obtiendra un rétablissement aussi prompt qu'assuré. Nous rappellerons à cette occasion un fait que nous avons lu dans l'Histoire des voyages, et qui prouve combien l'huître a été favorable dans le scorbut. L'équipage entier d'un vaisseau fut jeté par la tempête sur une côte déserte. En proie à cette terrible maladie, et poursuivis par une faim qu'ils ne pouvaient satisfaire, les malheureux qui le composaient s'attendaient à une mort inévitable, lorsqu'ils trouvèrent des huîtres sur les rochers qui bordaient la côte ; ils s'en nourrirent, virent disparaître leur maladie, et récupérèrent bientôt leurs forces épuisées.

Les huîtres conviennent aussi dans les maladies écrouelleuses et rachitiques, qui ne dépendent point d'un prétendu virus *sui generis*, que personne n'a ni vu ni analysé, ni pu inoculer, mais bien plutôt de l'action d'alimens qui fournissent à nos organes des élémens nutritifs de mauvaise nature, de l'influence des lieux, et, suivant le savant M. *de Humbold*, du défaut de l'électricité atmosphérique ; en effet, cette affection est endémique dans les lieux bas, humides et marécageux, tels que le Valais, le Dauphiné, le Vivarais, la basse Bretagne, etc., où l'on fait aussi un usage exclusif des farineux et du fromage. C'est bien plutôt à changer la constitution par des moyens pris de préférence dans l'hygiène, et non dans la matière médicale, que le médecin doit s'attacher. Il n'y a peut-être pas de maladie contre laquelle on ait employé un aussi grand nombre de médicamens que contre les scrophules; car nous croyons que chaque médecin a épuisé toutes les substances suivant le système qui lui paraissait le meilleur et le plus naturel, et toujours dans l'intention de détruire l'ennemi caché dans nos tissus blancs sous le nom de *vice scrophuleux*. M. *Gérard Girardot* nous paraît avoir indiqué un très-bon moyen pour détruire la constitution strumeuse en condamnant les scrophuleux à un jeûne rigoureux: *frustrà sudaverit medicus, strumosam pharmacis insequendo diathesim, nisi congruenter famem foverit.* Ainsi donc, si nous avions à traiter un enfant affecté de scrophules, nous tâcherions de le faire changer d'air, et, s'il était possible, nous le placerions dans un pays élevé, où l'air fût très-vif et très-pur; après l'avoir mis à une diète rigoureuse, mais prudente, et lorsqu'il commencerait à perdre de sa bouflissure, nous lui donnerions des bouillons de viande où d'huîtres très-rapprochés; ensuite, lorsque nous jugerions convenable de lui rendre un nouvel embonpoint, nous lui accorderions des viandes noires rôties, et des huîtres crues autant qu'il en pourrait manger. Nous sommes persuadé que sous l'influence de ce régime purement animal, et excités par la qualité saline de l'eau des huîtres, les vaisseaux lymphatiques, auparavant gorgés de sucs, et sans énergie vitale, prendraient une nouvelle force, et l'on verrait bientôt disparaître à jamais ces engorgemens des glandes et cette bouffissure sans couleur et sans vie.

On a prescrit les huîtres avec succès dans les phthisies chroniques, à la fin des catarrhes; et en général, c'est un excellent moyen de mettre fin à ces rhumes qui tendent à prendre un caractère chronique. L'excitation produite par leur eau facilite l'expectoration, et suffit pour rendre aux organes qui étaient le siége de la maladie le ton qu'ils avaient perdu.

Elles sont indiquées pour les personnes dont les digestions sont longues et pénibles, lorsqu'il existe de l'engorgement dans quelque point de l'estomac, et surtout au pylore. C'est dans les affections de cette nature que M. le docteur *Bodin* envoyait ses malades chercher de l'eau d'huîtres chez les marchandes de la rue Montorgueil, et il leur en faisait prendre cinq à six cuillerées à bouche par jour et plus. Nous pensons qu'il n'y avait qu'un simple engorgement, et que l'état squirrheux n'existait pas encore. Dans tous les cas, nous croyons cette eau aussi utile que les eaux minérales, dont on fait assez généralement plutôt un abus qu'un usage rationnel, et même nous la leur préférerions.

Les huîtres conviennent très-bien aux femmes qui, pendant les premiers mois de leur grossesse, vomissent tous leurs alimens, se trouvent par cela même dans un état de malaise continuel, et sont en proie aux appétits les plus bizarres. Le docteur *Pasquier*, mon père, les a employées avec un égal succès pour de jeunes personnes chlorotiques que l'emploi infructueux des médicamens avait fait tomber dans le plus grand épuisement, et qui n'ont recouvré la santé qu'en mangeant des huîtres. Nous savons aussi que plusieurs goutteux se sont bien trouvés de leur usage, et nous n'hésiterions pas, d'après les résultats heureux obtenus tant par lui que par les autres praticiens que nous avons nommés, de les prescrire dans certaines circonstances de cette maladie. Elles sont également indiquées dans la plupart des névroses des voies digestives, et nous sommes persuadé que la qualité légèrement stimulante de leur eau convient dans presque tous les cas.

Parmi les nombreux exemples des envies salutaires de l'instinct dans les maladies, nous citerons celui-ci, qui a rapport à notre sujet. Un homme tombait en consomption; il lui prend un désir violent de ne se nourrir que d'huîtres, et il recouvre ses forces presqu'à vue d'œil. (*Tulpius*, obs. lib. 2, cap. 8.)

On lit dans les mémoires de l'académie des sciences de Paris que la chaux d'huître éteinte dans du vin blanc a guéri une hydropisie. Mais nous ne pouvons conclure d'un fait isolé ; et d'ailleurs ce n'est pas dans l'état actuel de la science que nous irions conseiller l'emploi vague et purement empirique d'une substance, comme médicament, dans une maladie dont nous n'aurions pas fait connaître le caractère et les symptômes. A cette occasion nous ferons remarquer combien l'opinion de *Crollius*, qui regardait l'écaille d'huître comme un excellent fébrifuge, était erronée et peu rationnelle.

Paul d'Egine (lib. IV, cap. XI) conseille d'écraser les huîtres avec leur eau, et de les appliquer sur les ulcères. On pourrait encore aujourd'hui employer avec avantage contre certains ulcères atoniques, qui auraient besoin d'être excités et détergés, l'eau simple des huîtres, dans laquelle on tremperait le plumasseau de charpie destiné à recouvrir la surface ulcérée. Ce moyen est généralement en usage, et réussit à la plupart des amareilleurs, lorsqu'ils ont quelques maux de jambes.

Ambroise Paré (livre 22, page 874, édition de Paris) recommande aussi l'application des huîtres pilées avec leurs écailles sur les bubons pestilentiels : *tels animaux ainsi appliquez sédent la douleur, et esteignent la grande ferveur et inflammation, et attirent à merveille le venin pestiféré.* Je cite ces faits comme appartenant à l'histoire du sujet que je traite, sans y ajouter d'autre importance.

Quelques praticiens donnent encore aujourd'hui la préférence aux écailles d'huîtres calcinées pour faire l'eau de chaux médicinale, et la font entrer dans la composition de plusieurs poudres absorbantes.

On sait que cette écaille fesait partie du remède de mademoiselle *Stephens* contre la pierre.

Si nous voulions passer en revue toutes les maladies chroniques, nous en trouverions sans doute beaucoup dans lesquelles les huîtres pourraient remplir des indications utiles, et réussiraient souvent mieux que les préparations pharmaceutiques, dont on se lasse si promptement, surtout lorsqu'on n'en obtient pas aussi vite qu'on le voudrait le soulagement qu'on se promettait de leur usage. Ne croyant pas utile de grossir notre ouvrage par une stérile nomenclature de maladies, il nous a paru suffisant d'indiquer quelques cas particuliers dans lesquels l'action médicamenteuse des huîtres, n'ayant pas été équivoque, nous promet des succès égaux dans des cas analogues. De plus, ce mollusque éloignant toute idée de médicament, quoique employé comme tel, fait oublier au malade son véritable état, et lui rappelle les jours heureux où, assis au banquet de l'amitié, il jouissait de toute la plénitude de la santé. Son imagination séduite croit déjà sentir que ce nouveau régime a calmé ses douleurs, et que son influence va faire fuir et disparaître à jamais les maux qui depuis long-temps empoisonnaient son existence.

FIN.

www.ingramcontent.com/pod-product-compliance
Ingram Content Group UK Ltd.
Pitfield, Milton Keynes, MK11 3LW, UK
UKHW020949180726
13838UKWH00003B/1210